REMÈDES

DU CURÉ DE SAINT-GAUDANT,

PRÈS CIVRAY, DÉPARTEMENT DE LA VIENNE.

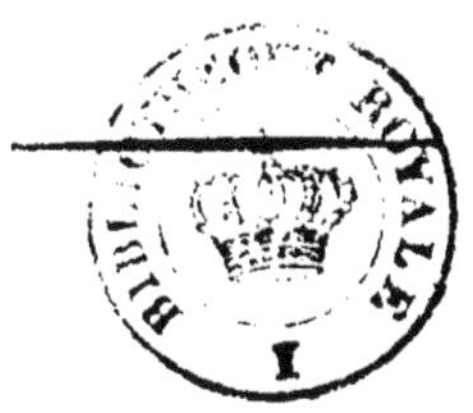

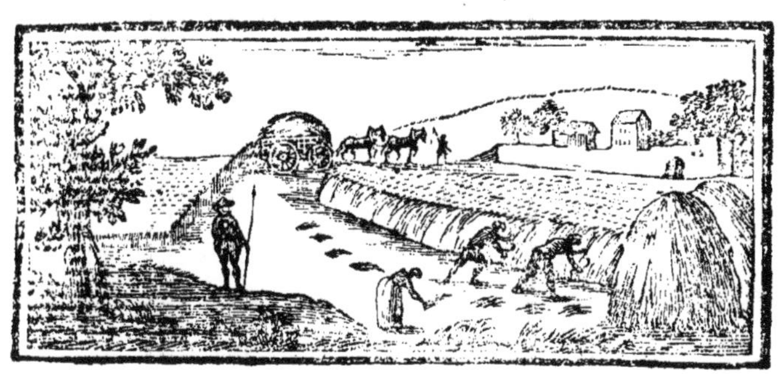

REMÈDES

DU CURÉ DE SAINT-GAUDANT,

PRÈS CIVRAY, DÉPARTEMENT DE LA VIENNE.

AVANT de mourir, et sur le bord de ma fosse, je veux rappeler à mes paroissiens les remèdes que, depuis 32 ans, je leur administre dans leurs besoins et leurs maladies.

Aujourd'hui, dans mon fauteuil, je médite sur les moyens de laisser à mes paroissiens, après ma mort, le bonheur et la santé ; je leur dédie cet Opuscule qui, dans l'avenir, prouvera à leurs descendans que j'ai été leur pasteur constant, fidèle et meilleur ami.

A

Je leur ai dit souvent que de guérir le corps et l'ame, sont deux sacerdoces que les pasteurs devraient unir ensemble et rendre inséparables.

En effet, en ville il y a des médecins et des officiers de santé; au lieu que dans les campagnes il n'y a que les curés qui essuient les ordures du corps et de l'ame de leurs paroissiens. Ce sont ces motifs de charité qui m'ont forcé d'étudier la médecine et la botanique.

Pour prouver ce que j'avance, je vais donner une très-faible partie des exemples qui m'ont contraint à cette étude, et l'apprentissage que j'ai fait dans les bois et dans les plaines.

,, En entrant en vicariat, je fus appelé auprès ,, d'un meunier qui avait passé quatre jours à ,, boire, à manger et à danser à des noces; en ,, arrivant, le malade me demanda de l'émétique ,, ou des moyens pour rejetter ce qui surchargeait ,, son estomac : après l'avoir conseillé et lui ,, avoir promis prompte guérison, il mit toute sa ,, confiance en moi, et se soumit à tout. ,,

1.º Je commençai par faire laver et frotter avec de l'eau tiède tout le corps de ce malade : l'eau et les linges très-sales et malpropres prouvèrent que la sueur et la poussière de la danse avaient fait répercuter et rentrer la transpiration insensible, qui est le grand ressort de notre santé;

2.º Je lui fis donner beaucoup de lavemens qui firent évacuer de son estomac et de ses intestins , les matières qui les surchargeaient et y fermentaient ;

3.º Avec du sucre râpé (qu'il croyait être de l'émétique), je lui fis avaler abondance d'eau, de façon que, sans effort, le dehors et le dedans du malade furent biens lavés et rafraîchis.

Après sa prompte guérison, le meunier fit tellement mon éloge dans les cabarets, que , à un grand repas, des Prêtres et des médecins m'entreprirent sur le fait de la médecine.

1.º Sans m'offenser ni m'effrayer, je prouvai, par l'exemple du Sauveur et du Samaritain, que les pasteurs devaient, dans les campagne, chercher à guérir les malades qui ne peuvent avoir ni médecins ni officiers de santé ;

2.º Je soutins qu'on devait commencer par laver et frotter avec de l'eau tiéde les corps des malades, surtout des moissonneurs et des vanneurs, que la poussière du blé pourri , rend noirs comme des charbonniers ; de manière que les petits trous imperceptibles de la peau, sont si bouchés , que dans la masse du sang, les humeurs sont si répercutées , qu'elles ne peuvent plus se purifier par la transpiration insensible ;

3.º J'approuvai des articles de la religion juive

et de l'Alcoran, qui forçaient les Juifs, les Turcs et les peuples d'Orient de se baigner, de se laver et de se purifier pour avoir la pureté intérieur, extérieure, et bonne santé ;

4.º Je prouvai que l'estomac est un sac, ressemblant à une cornemuse, qui ne contient que cinq pintes ; selon moi, il y a donc moins de danger de faire évacuer (avec des lavemens) l'estomac surchargé d'alimens, que de les faire rejetter avec l'émétique qui peut empêcher les alimens de se réduire en matières liquides, et subir les métamorphoses, qu'il me serait trop coûteux de faire imprimer. L'eau, ma propreté et mes lavemens trouvèrent des hypocrites qui disaient *oui*, et des galliens qui répondaient *non*... Il semble que l'art de s'entre-détruire les uns et les autres trouve moins de censeurs et d'antagonistes, que l'art de se guérir et de se soulager.

Aussitôt que je fus Curé, un Médecin me fit mettre à l'extrême-onction un de ses métayers ; après cette affligeante cérémonie, je connus que l'émétique, l'abondance de remèdes, et une diète trop sévère, avaient agi sur les fibres nerveuses, et avaient ôté au sang ce qu'il y a de plus fluide, de plus séreux et de plus balsamique ; malgré cet accident, je consolai le malade, sa famille, et je promis de prompts soulagemens.

De suite on me répondit que, *dès lors que le malade était abandonné des Médecins, et qu'il avait reçu l'Extrême-onction, il n'avait plus besoin que de prières et de repos pour mourir tranquillement.*

Après avoir prouvé que la nature fait des efforts heureux, et a procuré des crises que l'on croit être l'éteignoir de la vie; au contraire, ces mêmes crises sont les avant-coureurs de la convalescence et de la guérison.

Enfin, avec de bon vin, du sucre, quelques remèdes, et un régime suivi, je rappelai à la vie un père de famille, abandonné pour avoir été mis à l'Extrême-onction.

Pour apprendre la botanique, dans une très-grande salle, à hautes et larges fenêtres, avec des barriques et des planches, je fis monter un théâtre et un amphithéâtre, sur lesquels je fis placer 400 vases de terre.

Au mois de janvier, avec une pelle - bêche, j'arrachai des pieds de petite Chélidoine, sans attaquer ni les racines ni la terre qui les nourrissait; je fis placer ces plantes dans un vase de terre où elles donnèrent des fleurs.

Pendant dix mois, je fis même plantation de quatre cents plantes; au bas du vase étaient écrits les Noms, les Propriétés et l'Endroit où elles sont plus communes au mois de janvier. Par la Chélidoine, je commençai mon jardin et mon étude de botanique, et au mois d'octobre, le Colchique, la Fritillaire et autres plantes finirent mes travaux très-pénibles et très-utiles.

Si, dans les cloîtres des grandes villes, à couvert du soleil et de la pluie, j'avais eu pareil jardin, des personnes de tous les sexes, de toutes les professions et de tous les âges, seraient venues m'aider à connaître les noms, les propriétés des plantes, et le lieu où elles sont communes ; par ce moyen, on se passerait de remèdes étrangers et on en retirerait avantage pour les pauvres. Il me serait trop coûteux de faire imprimer les ressources que de pareils herbiers procureraient dans la suite, surtout en ce moment où les remèdes doivent être plus sacrés, et méritent mille fois plus d'attention que toutes les autres marchandises coloniales si prohibées. On ne saurait trop surveiller nos remèdes, que l'on colore même avec du poison et du vert de gris.

On éviterait bien des malheurs, et au lieu de remèdes étrangers très-coûteux, on ne se servirait que des plantes, que Dieu ne fait naître sous nos yeux, que pour notre conservation et notre santé.

Un jour, on m'appela pour aller donner tous les sacremens à un jeune homme que des opérateurs avaient décidé à se faire faire l'opération de l'hernie.

En entrant dans la maison, je vis sur une table grand nombre d'instrumens, et un appareil de bandages qui me firent frémir et me donnèrent bien des réflexions.

Après avoir détourné le malade d'une opération si périlleuse, que je n'ai jamais vu réussir, les opérateurs s'efforcèrent de me prouver que ma seule fonction était de dire mon Bréviaire, et de ne parler que de mort et d'alarmes.

Pour moi, au contraire, au lieu d'effrayer mes paroissiens, je jurai que je ne leur parlerais que de la bonne religion qui prêche l'amour du travail et de la justice.

Celui auquel je conseillai de ne pas souffrir d'opération, jouit d'une parfaite santé ; il a les enfans les plus robustes de ma paroisse, et il est grand-père et bien portant.

De pareils exemples en disent plus que tous les orateurs et mes discours.

Enfin, je vais citer un exemple qui serait terrible pour moi, si je craignais la mort, et si je cessais d'être philosophe chrétien, moi qui n'ai pas discontinué d'avoir toujours la même gaieté.

Le 8 août 1812, la goutte héréditaire et la paralysie se sont réunies ensemble pour me faire

B

souffrir et ôter le mouvement à tout mon côté gauche.

De suite je refusai l'émétique et autres remédes qu'on voulut me faire avaler.

Je fis appliquer à mes deux gras de jambes de forts vésicatoires, et me fis donner grand nombre de lavemens. Les vésicatoires me firent noître un ruisseau de sérosités qui inondait mon lit, dégageait ma tête et ma trop faible poitrine :

1.º J'ai souvent éprouvé sur moi et sur les autres, que l'eau est un dissolvant qui corrobore les fibres de l'estomac, fait dissoudre les alimens et rafraîchit les intestins ;

2.º Pour attirer en-bas les humeurs et les sérosités, et pour empêcher que ces mêmes humeurs n'attaquent la tête et la poitrine, j'ai inventé des Coussins-vésicatoires, auxquels moi et bien d'autres doivent la vie. Pour en poser les vessies, et en faire attirer les sérosités, les feuilles de choux de village sont suffisantes et très-utiles. L'Anglais et docteur Buchun conseille de jetter par la fenêtre tous les onguens ; mes expériences m'ont forcé de suivre son avis, et de renoncer à ces onguens, dont la graisse et l'huile bouchent les pores, et empêchent la transpiration ;

3.º Croyant que l'exercice est aussi nécessaire que le pain et autres alimens, je me suis fait promener sur un charriot, dont le dur roulage à occasionné une expectoration qui a soulagé ma faible poitrine et mon côté paralysé. Il y a des maladies où le roulage d'un charriot fait plus de bien que celui d'un doux carrosse ;

4.º Avant nos guerres actuelles, l'Asie, l'Afrique et l'Amérique nous fournissaient des Tamarins et autres drogues. Comme ce remède étranger et bien d'autres ne sont préparés que dans des chaudières de cuivre, j'ai éprouvé que les sucs de Cérises et de Prunes séches valent autant et purgent aussi bien que les Tamarins.

Dans notre arrondissement, on cultive des prunes qu'on appelle *Prunes d'amour;* j'ai éprouvé que ce fruit sec, cuit dans l'eau, est un des meilleurs remèdes pour adoucir la poitrine et aider l'expectoration ;

5.º L'Amérique nous fournissait le miraculeux *Quinquina;* et j'ai éprouvé que l'écorce de notre Cerisier sauvage est un excellent fébrifuge ;

6.º La Sicile et la Calabre nous fournissaient la Manne. Il n'est pas difficile de voir que la Manne qu'on nous vend, n'est composée que de Scammonée et de miel ;

7.º Le Pérou et le Brésil nous fournissaient la Salsepareille; je suis sûr que la racine de Houblon vaut autant que le sudorifique anti-vénérien ;

8.º J'ai éprouvé que la cendre de Genêt bouillie dans de l'eau, est un remède excellent dans l'hydropisie ; cette eau *alcalisée* vaut autant que l'Oignon de Scille que le Portugal et la Suisse nous fournissent.

Le Baguenaudier, le Pêcher, le Frêne et le Lin purgatifs valent autant que le Séné d'Italie et autres purgatifs étrangers.

Aujourd'hui on publie que mon cerveau est paralysé, de manière que je ne puis ni raisonner ni écrire : je déclare ici que ce n'est pas pour ceux qui n'aiment que les vins et les remèdes étrangers, que je travaille ; mais je dédie cet Opuscule à mes paroissiens et aux bons habitans de la campagne, qui n'aiment pas ces grands mélanges de drogues d'Apothicaire, dont on ignore les propriétés, parce qu'ils peuvent avoir été décomposés et colorés avec du vert de gris et autres poisons.

D'ailleurs, mes paroissiens peuvent certifier la vérité des faits que j'avance dans cet Opuscule que je leur dédie, en leur réitérant toute mon amitié et mon attachement vraiment pastoral.

NORBERT-PRESSAC.

MON CONTRE-POISON,

ou

SUPPLÉMENT AUX REMÈDES

du

CURÉ DE SAINT-GAUDANT.

Toutes les fois que je prends la plume, je lève les yeux au ciel, et je remercie Dieu de ce que la Paralysie n'a pas attaqué mes parties intellectuelles et mon bras droit pour lire, écrire et manifester ma pensée.

En ce mois de janvier 1813, j'ai livré à l'impression mes Remèdes ; je vais aussi envoyer mon Contre-Poison; j'y ai rapporté des exemples qui forcent la conscience des Pasteurs d'étudier la Médecine et la Botanique. Ce conseil soulève ceux qui veulent que les Curés ne lisent que leur Bréviaire et les livres d'Eglise.

Aujourd'hui on brûle les marchandises anglaises. Je crois que les décrets y comprennent les Remèdes étrangers, dont les Anglais font un si

gros commerce. Penser que, en 1787, nous échan-
gions nos grains pour des bijouteries anglaises,
en acier fin, et qu'à Paris on vit des femmes
porter en parure de ces frivolités d'acier qui avaient
coûté dix mille francs, grand Dieu! quelle folie!
quelle vanité !

Aujourd'hui ma conscience me force encore de
répéter que nos plantes conviennent mieux à notre
santé et à notre tempérament, que les remèdes
exotiques, que le trajet de la mer gâte et décom-
pose.

Je n'oublierai jamais que, dans mon enfance,
des médecins et des chirurgiens me tâtaient souvent le pouls, et me faisaient avaler tant de
drogues, que je suis étonné d'avoir vécu jusqu'à
ce jour.

A l'âge de douze ans, j'étais un nain très-bouffi
et jaune comme du safran.

Un jour un camarade de mon père vint dîner
avec lui ; pendant le repas, on ne s'entretint que
de ma santé et de remèdes.

Voilà ce que j'entendis et ce que je n'ai jamais
oublié ; ce Médecin dit à mon père : ,, Si tu avais
,, grand nombre d'enfans, ils vivraient tous,
,, parce qu'ils ne prendraient pas tant de drogues.
,, Mais, crois-moi, promène ton fils ; l'exercice
,, lui vaut mieux que des médecines. ,,

Ce Remède me plut tellement, qu'il me sembla que la joie m'ôta une partie de mon mal.

Le lendemain, à cinq heures du soir, mon père me mena à la chasse avec des enfans de mon âge ; il tua des perdreaux et des cailles que, après le coup de fusil, nous courrûmes amasser en sautant avec une grande joie.

Depuis ce temps-là, ma santé m'a fait répéter souvent que l'exercice est aussi nécessaire que le pain et autres alimens.

Un jour on vint dire à ma mère que notre chirurgien était mort par l'imprudence de sa femme, qui lui avait fait prendre trop d'Opium de suite. Je jurai que je ne me servirais jamais de cet opium ni de remèdes exotiques.

Mon père était ami d'un Bénéficier qui m'avait promis des prieurés et des bénéfices simples. Cette promesse me fit prendre la soutane et le surplis que je n'ai pas quittés depuis cinquante ans. Un Chirurgien donna trop d'émétique à mon protecteur qui, devant moi, expira dans des convulsions horribles. Après que cet émétique m'eut enlevé un protecteur et de bons bénéfices, je jurai que jamais je ne prendrais ce remède, et j'espère que je ne cesserai d'être fidèle à ma parole.

Chez mon père, nous avions une servante qui avait soigné et sevré mes frères et moi. Cette fille passant le soir sous les halles de Civray, eut tant de peur qu'elle resta évanouie pendant 42 heures. on voulut l'enterrer; mon père s'y opposa. Depuis ce temps-là, je n'ai cessé d'éviter les inhumations précipitées, et j'y ai pris bien des précautions.

Dans la campagne il y a trop de vases de cuivre et d'étain, dans lesquels on laisse séjourner du lait, du vin nouveau et autres alimens qui empoisonnent.

Le Contre-Poison le plus commun, le plus facile et le plus prompt, est de la Lessive composée de cendres en feu qu'on met dans l'eau ; on coule cette Lessive dans un linge fin et serré ; on fait avaler ce Contre-Poison jusqu'à ce que le malade ait vomi et rejetté la nourriture empoisonnée.

Je conseille aussi beaucoup de lavemens avec de l'eau blanchie avec du lait, ou de plantes émollientes ou des graines de lin.

Pour nettoyer un chaudron rongé par le vert de gris, on y fait bouillir de la cendre : de suite l'eau vient verte, et le vert de gris se détache du cuivre.

Rien ne nettoie mieux l'argenterie que le savon; c'est pourquoi je conseille d'en faire fondre dans

la

la lessive que je regarde comme un contre-poison le plus à la portée de tout le monde.

J'ai vu aussi que l'Oseille verte de cuisine enléve aussi le vert de gris.

Il pourrait se faire que le jus d'Oseille avec de l'eau , pris en abondance, ferait vomir et rejetter le poison. Mais ayant éprouvé que la Lessive de cendres est un contre-poison qui m'a reussi , je dois me taire, et surtout je conseille de ne pas ménager le Sucre, le Miel, et tout ce qui engagera à boire abondamment de ce remède.

Dans la campagne, les champignons sont des poisons trop communs. Le remède que je conseille est très-efficace.

Je conseille aussi de prendre un grand nombre de lavemens émolliens composés de lait et de graine de lin.

Il y a 30 ans que . étant à 'a chasse avec un chirurgien , son chien fut mordu au nez par une vipère. De suite le chasseur , avec du genêt vert, lia le chien au-dessus de la morsure et de la plaie. Ce qui m'étonna, c'est que toute la tête du chien n'enfla pas , il n'y eut que le dessous de la morsure, et l'enflure ne passa pas au-dessus de la plaie.

C

De suite nous allâmes au village voisin chercher un rasoir avec lequel le chirurgien fit des incisions, et en lavant les plaies, il fit sortir le venin.

De suite le chien vint hors de dangers. Si je n'avais pas eu d'Alcali volatil fluors, avec lequel j'ai guéri des moissonneurs, j'aurais fait de pareilles incisions, et de suite j'aurais appliqué les vésicatoires sur la plaie et la morsure.

Il est sûr que ce remède a été employé pour toutes sortes de bestiaux et qu'il a réussi.

Il serait nécessaire qu'on éprouvât la propriété du suc de genêt qui empêche que le venin n'empoisonne pas toute la masse du sang, et n'outrepasse pas : cette plante si utile et si commune mérite attention.

Il y a environ 26 ans que l'on me manda que ma belle-sœur, après ses couches, eut au sein des duretés et des grumeaux endurcis; malheureusement sur ce mal on mit des cataplasmes trop chauds qui cuisirent le lait et qui occasionnèrent des dépôts : par autre malheur, on y appliqua des onguens qui aggravèrent tellement le mal, que ma belle-sœur en est morte.

De suite j'arrrivai auprès de ma belle-sœur, dont les qualités de cœur et d'esprit me la faisaient aimer et respecter ; elle me recommanda ses trois enfans.

Depuis cette recommandation , mon cœur et ma conscience sentent tous les jours des degrés de tendresse qu'il m'est impossible d'expliquer et de vaincre.

Un de ses enfans a eu la croute laiteuse qui , sans remède quelconque , a disparu au bout de la septième année de son âge.

Quoique la pensée est une violette à trois couleurs , avec du lait , soit le meilleur des remèdes , je conseille aux pères et aux mères de ne traiter cette maladie qu'après que leurs enfans auront acquis l'âge de sept ans.

Dans la campagne , les nourrices ont quelquefois des crevasses ou des gerçures : sur ce mal , je n'ai fait appliquer que du lait tiède et du sucre.

Ce remède très-facile a non-seulement guéri ce mal. mais encore il n'a jamais dégoûté et empêché les enfans de teter.

Comme les onguens ne sont composés que

d'huile , de graisse , de suif et de moelle , auxquels on ajoute quelques substences végétales ,
j'y ai renoncé, parce que les matières huileuses et
graisseuses bouchent les pores, arrêtent la transpiration.

Le vinaigre dans lequel je fais infuser des plantes vulnéraires , vaut mieux que les onguens.

En passant dans une rue , un très-vieux gout-
teux me fit appeler pour m'apprendre qu'en s'en-
veloppant les jambes et les pieds de feuilles de
choux verts de village, il faisait diminuer les
douleurs de sa goutte , et qu'il me conseillait
d'éprouver ce remède si commun.

A la vérité, je me sers de feuilles de choux
verts pour attirer les sérosités et guérir des plaies.

Enfin , au commencement des maladies , il
faut laver , frotter et nettoyer avec de l'eau tiède
tout le corps , depuis la tête jusqu'aux pieds , et
donner des lavemens simples ; ce sont des remèdes qu'il n'y a aucun danger de faire usage , et
qu'il serait dangereux de ne pas employer.

Au moment où je finis cet Opuscule, des mères
de famille me demandent s'il est vrai que trois
cent cinquante mille hommes sont appelés au
secours de la Patrie : après leur avoir dit *oui*, elles

ont lamenté sur le sort de leurs enfans et sur leurs besoins. Pour guérir leur imagination , je leur ai assuré que jamais de ma vie , je n'ai eu plus d'espérance d'une paix générale.

Je leur ai fait cette question : laquelle des deux choses aimeriez-vous mieux , voir chez vous nos ennemis, ou envoyer vos enfans pour les empêcher d'entrer en France , de peur qu'ils ne viennent ravager nos propriétés ?

Si vous étiez sûres que cette nuit dix voleurs dussent aller vous égorger dans votre lit , vous payeriez bien cher vingt hommes pour vous garder et vous défendre. Ainsi, par la même raison, il faut que vos enfans aillent empêcher nos ennemis de venir piller nos maisons et nos propriétés.

Pour moi, je crois très-fort que la levée des trois cent cinquante mille hommes forcera nos ennemis à faire la paix ; si l'on vous attaque, commencez par vous préparer à la guerre : *si vis pacem, para bellum.*

D'ailleurs, puisque cent ans ne répareraient pas les dommages que, par le feu, les Russes ont faits à leur Capitale et aux environs, d'après tant d'incendies , qu'on juge de ce que de pareils tartares feraient à notre bonne France, avec le fer et le feu , s'ils y entraient.

De pareilles raisons ont un peu adouci les alarmes de mes paroissiennes.

Pour réponse, elles m'ont dit qu'elles prieraient Dieu pour qu'il nous donnât la paix. *Amen.*

Pour moi, je persiste à dire que la levée des trois cent cinquante mille hommes nous procurera la victoire et une paix perpétuelle.

Amen. Pax nobis.

NORBERT-PRESSAC, *Curé de St.-Gaudant, près Civray, Département de la Vienne.*

Saint-Gaudant, ce 16 Janvier 1813.

A Angoulême, de l'Imprimerie de Broquisse fils.